LA COCCION LENTA

2021

RECETAS FABULOSAS Y SALUDABLES

ADRIANA MONTANO

Tabla de contenido

Fondue de queso V

¡La fondue vuelve de la década de 1970 por demanda popular!
Sustituya por otros quesos el Emmental o Gruyère, si lo prefiere.

Para 12 personas

225 g / 8 oz de queso Emmental o Gruyère, rallado
1 cucharada de harina común
225 g / 8 oz de queso blando, a temperatura ambiente
Aproximadamente 175 ml / 6 fl oz de vino blanco seco o jugo de
manzana
1 diente de ajo machacado
pimienta de cayena, al gusto
cazos: pan francés en cubos, verduras variadas

Mezcle el queso Emmental o Gruyère en la harina. Combine los
quesos, el vino o el jugo de manzana y el ajo en una olla de cocción
lenta de 1,5 litros / 2½ pinta. Tape y cocine a fuego lento hasta que
los quesos se hayan derretido y la fondue esté caliente, 1 a 1 ½
horas. Sazone al gusto con pimienta de cayena. Sirve con dippers.
Si la fondue se vuelve demasiado espesa, agregue más vino o jugo
de manzana o un poco de leche.

Fondue de tocino y chipotle

Una fondue muy satisfactoria y rica, ¡pero con un poco de sabor!

Para 12 personas

225 g / 8 oz de queso Emmental o Gruyère, rallado

1 cucharada de harina común

225 g / 8 oz de queso blando, a temperatura ambiente

Aproximadamente 175 ml / 6 fl oz de vino blanco seco o jugo de

manzana

1 diente de ajo machacado

1-2 cucharaditas de chiles chipotle finamente picados en salsa adobo

100–175 g / 4–6 oz de tocino crujiente y desmenuzado

pimienta de cayena, al gusto

cazos: pan francés en cubos, verduras variadas

Mezcle el queso Emmental o Gruyére con la harina. Combine los quesos, el vino o el jugo de manzana, el ajo y los chiles en una olla de cocción lenta de 1,5 litros / 2½ pinta. Tape y cocine a fuego lento hasta que los quesos se hayan derretido y la fondue esté caliente, 1 a 1 ½ horas. Agregue el tocino y sazone con pimienta de cayena al gusto. Sirve con dippers. Si la fondue se vuelve demasiado espesa, agregue más vino o jugo de manzana o un poco de leche.

Fondue de tomate y queso cheddar V

Una deliciosa fondue suave, pero sabrosa. Para darle un toque más picante, agregue un chile picante picado de un frasco.

Para 16 personas

450 g / 1 libra de queso cheddar suave, en cubos

400 g / 14 oz lata de tomates picados

75 g / 3 oz de aceitunas negras o verdes, en rodajas

1 diente de ajo grande, triturado

cazos: chips de tortilla, verduras variadas

Ponga el queso en una olla de cocción lenta de 1,5 litros / 2½ pinta. Tape y cocine a fuego lento hasta que el queso se derrita, aproximadamente 30 minutos. Mezcle los ingredientes restantes, excepto los dippers. Tape y cocine hasta que esté caliente, aproximadamente 1 hora y media. Sirve con dippers.

Fondue de queso azul V

Casi cualquier variedad de queso azul sería bueno en esta fondue, pero el Stilton azul funcionaría particularmente bien.

Para 12 personas

225 g / 8 oz de queso Emmental o Gruyère, rallado

1 cucharada de harina común

150 g / 5 oz de queso blando, a temperatura ambiente

75 g / 3 oz de queso azul, desmenuzado

Aproximadamente 175 ml / 6 fl oz de vino blanco seco o jugo de manzana

2 dientes de ajo machacados

2 cebolletas, en rodajas finas

pimienta de cayena, al gusto

cazos: pan francés en cubos, verduras variadas

Mezcle el queso Emmental o Gruyère con la harina. Combine los quesos, el vino o el jugo de manzana, el ajo y la cebolleta en una olla de cocción lenta de 1,5 litros / 2½ pinta. Tape y cocine a fuego lento hasta que los quesos se hayan derretido y la fondue esté caliente, 1 a 1 ½ horas. Sazone al gusto con pimienta de cayena. Sirve con dippers. Si la fondue se vuelve demasiado espesa, agregue más vino o jugo de manzana o un poco de leche.

Fondue de gambas

Recuerde dejar que las gambas se descongelen, si las usa congeladas, antes de agregarlas a la olla de cocción lenta.

Para 12 personas

100 g / 4 oz de queso Emmental o Gruyère, rallado
100 g / 4 oz de queso cheddar rallado
1 cucharada de harina común
225 g / 8 oz de queso blando, a temperatura ambiente
Aproximadamente 175 ml / 6 fl oz de vino blanco seco o jugo de manzana
1 diente de ajo machacado
225 g / 8 oz de gambas cocidas, peladas y picadas
pimienta de cayena, al gusto
cazos: pan francés en cubos, verduras variadas

Mezcle el queso Emmental o Gruyère y el queso Cheddar con la harina. Combine los quesos, el vino o el jugo de manzana y el ajo en una olla de cocción lenta de 1,5 litros / 2½ pinta. Tape y cocine a fuego lento hasta que los quesos se hayan derretido y la fondue esté caliente, de 1 a 1½ horas, agregando las gambas durante los últimos 15 minutos de cocción. Sazone al gusto con pimienta de cayena. Sirve con dippers. Si la fondue se vuelve demasiado espesa, agregue más vino o jugo de manzana o un poco de leche.

Cheesecake de Frijoles Negros con Salsa V

Este fabuloso aperitivo también se puede servir en trozos más grandes para el brunch o la cena: saltee trozos de tarta de queso en una sartén grande ligeramente engrasada a fuego medio-bajo hasta que estén calientes y dorados por ambos lados.

Para 24

aceite, para engrasar

migas de pan secas, para rebozar

550 g / 1¼ lb de queso blando, a temperatura ambiente

6 huevos

400 g / 14 oz lata de frijoles negros, enjuagados y escurridos

½ chile jalapeño o picante medio, finamente picado

2 cucharadas de cebolla finamente picada

2 dientes de ajo machacados

2 cucharaditas de comino seco

½ cucharadita de orégano seco

½ cucharadita de chile en polvo

½ cucharadita de sal

½ cucharadita de pimienta de cayena

250 ml / 8 fl oz de salsa de tomate

Engrasar un molde desmontable de 18 cm y cubrir con pan rallado. Batir el queso blando en un tazón grande hasta que quede esponjoso. Batir los huevos. Mezcle los ingredientes restantes, excepto la salsa. Vierta en el molde preparado y colóquelo en la rejilla de una olla de cocción lenta de 5.5 litros / 9½ pinta. Coloque tres capas de papel de cocina sobre la parte superior de la olla de cocción lenta.

Cubra y cocine a temperatura alta hasta que el pastel de queso esté listo y un cuchillo afilado insertado a medio camino entre el centro y el borde del pastel de queso salga casi limpio, aproximadamente 4 horas. Transfiera la lata a una rejilla y deje enfriar durante 1 hora. Retire la tarta de queso del molde y déjela enfriar completamente sobre la rejilla. Refrigere durante 8 horas o toda la noche. Sirve con la salsa.

Paté de hígado de pollo

Este magnífico paté tiene una textura aterciopelada y un toque de dulzura de la manzana.

Para 16 personas

450 g / 1 libra de hígados de pollo
½ cebolla finamente picada
1 manzana pequeña, pelada y finamente picada
2-4 cucharadas de brandy (opcional)
100 g / 4 oz de mantequilla o margarina sin sal, a temperatura ambiente
sal y pimienta de cayena, al gusto

Combine los hígados de pollo, la cebolla y la manzana en la olla de cocción lenta. Cubra y cocine a temperatura alta hasta que los hígados ya no estén rosados en el centro, aproximadamente 3 horas. Procese la mezcla de hígado y el brandy en un procesador de alimentos o licuadora hasta que esté muy suave, agregando la mantequilla o margarina 2 cucharadas a la vez. Sazone al gusto con sal y pimienta de cayena. Vierta en un plato para servir y refrigere hasta que se enfríe.

Alitas de pollo con jengibre y soja

Polvo de cinco especias chinas, salsa de soja, jarabe de arce y jengibre de raíz fresca se combinan para obtener un sabor espectacular.

Sirve 8 como entrante

1.5 kg / 3 lb (aproximadamente 16) de alitas de pollo sin las puntas de las alas

75 ml / 5 cucharadas de salsa de soja

1 cucharada de sirope de arce

1 cucharada de jengibre de raíz fresca, finamente rallado

3 dientes de ajo machacados

1½ cucharadita de polvo de cinco especias chinas

3 cebolletas, en rodajas

1 cucharada de semillas de sésamo tostadas

Combine todos los ingredientes, excepto las cebolletas y las semillas de sésamo, en la olla de cocción lenta. Tape y cocine a temperatura alta durante 3 a 4 horas, escurriendo la grasa después de 2 horas. Coloca las alitas de pollo en una fuente. Adorne con cebolletas y semillas de sésamo.

Alitas De Pollo Teriyaki

Algunos condimentos japoneses transforman las simples alitas de pollo en un mordisco delicioso. Las alitas se pueden asar a la parrilla brevemente después de cocinarlas si desea que se doren.

Sirve 8 como entrante

1,5 kg / 3 lb (aproximadamente 16) de alitas de pollo sin las puntas de las alas, cortadas por la mitad

350 g / 12 oz de azúcar morena clara

250 ml / 8 fl oz de salsa de soja

2 cucharadas de salsa hoisin

1 cucharadita de jengibre molido

½ cucharadita de ajo en polvo

1 cucharada de perejil fresco picado

1 cucharada de semillas de sésamo tostadas

Pon las alitas de pollo en la olla de cocción lenta. Vierta los ingredientes restantes combinados, excepto el perejil y las semillas de sésamo, sobre las alitas de pollo. Tape y cocine a temperatura alta durante 3 a 4 horas. Espolvorea con perejil y semillas de sésamo.

alitas de pollo Buffalo

Las alitas de pollo picantes y picantes se sirven con un aderezo de queso azul cremoso y refrescante.

Sirve 8 como entrante

50 g / 2 oz de mantequilla o margarina
4 cucharadas de salsa tabasco
1 cucharada de vinagre blanco destilado
1,5 kg / 3 lb (aproximadamente 16) de alitas de pollo sin las puntas de las alas, cortadas por la mitad
sal y pimienta negra recién molida, al gusto
Aderezo de queso azul

Combine la mantequilla o margarina, la salsa Tabasco y el vinagre en la olla de cocción lenta. Encienda el fuego a Alto y cocine hasta que la mantequilla o la margarina se hayan derretido, aproximadamente 15 minutos. Espolvorea las alitas de pollo con sal y pimienta. Ase hasta que esté ligeramente dorado, aproximadamente 5 minutos por cada lado. Agregue a la olla de cocción lenta y mezcle con la mezcla de mantequilla. Tape y cocine a temperatura alta durante 3 a 4 horas. Sirva con el Aderezo de Queso Azul.

Aderezo de queso azul V

Un aderezo sabroso para sopas y ensaladas.

Para 8 porciones

175 ml / 6 fl oz de mayonesa o aderezo para ensaladas

40 g / 1½ oz de queso azul, desmenuzado

1½ cucharada de vinagre de vino tinto

1 cucharadita de semillas de apio

½ cucharadita de sal

una pizca de pimienta de cayena

una pizca de pimienta negra

Mezcle todos los ingredientes.

Albóndigas en Salsa de Tomate Pasilla Chile

Las albóndigas picantes se sirven con una salsa aún más picante.

¡Use tres chiles solo si disfruta de una salsa verdaderamente picante!

Las albóndigas se pueden hacer con anticipación y congelar.

Descongele antes de usar.

Sirve 12 como entrante

2-3 pasilla u otros chiles picantes

aceite, para engrasar

2 latas de 400 g / 14 oz de tomates picados

sal al gusto

Albóndigas de Jalapeño (ver más abajo)

Cocine los chiles en una sartén grande ligeramente engrasada a fuego medio hasta que se ablanden. Deseche los tallos, semillas y venas. Procese los chiles y los tomates en una licuadora hasta que quede suave. Sazone al gusto con sal. Combine la mezcla de tomate y las albóndigas en la olla de cocción lenta. Tape y cocine a temperatura alta hasta que las albóndigas estén cocidas, aproximadamente 4 horas. Baje el fuego a Bajo para mantener el calor para servir.

Albóndigas de Jalapeño

Puedes variar la carne picada que uses.

Sirve 12 como entrante

225 g / 8 oz de lomo de cerdo u otro cerdo magro, picado

225 g / 8 oz de carne magra picada

1 huevo

15 g / ½ oz de pan rallado seco

½ cebolla finamente picada

2 dientes de ajo machacados

1 cucharadita de jalapeño picado muy fino u otra guindilla

medianamente picante

1 cucharadita de orégano seco

sal y pimienta negra recién molida, al gusto

Combine todos los ingredientes en un bol. Forma 24 albóndigas con la mezcla.

Albóndigas agridulces

Una simple salsa dulce de chile y mostaza sabe bien con albóndigas. Esta receta se puede hacer sustituyendo las Albóndigas de Fiesta por 450 g / 1 lb de salchicha ahumada o hot dogs.

Sirve 12 como entrante

Albóndigas de fiesta (ver más abajo)
450 ml / ¾ pinta de salsa de chile de un frasco
275 g / 10 oz de mermelada de albaricoque
1 cucharada de mostaza de Dijon
1 cucharada de jugo de limón

Coloque las albóndigas en la olla de cocción lenta con los ingredientes restantes. Tape y cocine a temperatura alta hasta que las albóndigas estén cocidas, aproximadamente 4 horas. Baje el fuego a Bajo para mantener el calor para servir.

Fiesta de albóndigas

Hazlos con carne de cerdo para variar.

Sirve 12 como entrante

450 g / 1 libra de carne magra picada

20 g / ¾ oz de pan rallado seco

1 huevo

2 cucharadas de cebolla picada seca

1 cucharadita de ajo en polvo

½ cucharadita de sal

½ cucharadita de pimienta

Combine todos los ingredientes en un bol. Forma 24 albóndigas con la mezcla.

Albóndigas Isla Barbacoa

Use su salsa barbacoa favorita en este aperitivo con acento de naranja y piña.

Sirve 12 como entrante

Fiesta de albóndigas (ver arriba)
450 ml / ¾ pinta de salsa barbacoa
425 g / 15 oz de mermelada de naranja
¾ cucharadita de pimienta de Jamaica molida
225 g / lata de 8 oz trozos de piña, escurridos

Coloque las albóndigas en la olla de cocción lenta con los ingredientes restantes. Tape y cocine a temperatura alta hasta que las albóndigas estén cocidas, aproximadamente 4 horas. Baje el fuego a Bajo para mantener el calor para servir.

Huevos Rarebit

Esto lo convierte en un plato ligero ideal para el almuerzo o la cena, con mucha proteína para mantener altos sus niveles de energía.

Para 6

225 g / 8 oz de queso cheddar rallado
225 g / 8 oz de queso blando, a temperatura ambiente
250 ml de cerveza
½ cucharadita de mostaza seca en polvo
½ cucharadita de salsa Worcestershire o de champiñones
pimienta de cayena, al gusto
6 rebanadas de pan multigrano tostado
175 g / 6 oz de jamón en rodajas, calentado
6 huevos escalfados
tocino cocido crujiente, desmenuzado, pimentón y cebollino picado, para decorar

Combine los quesos, la cerveza, la mostaza en polvo y la salsa Worcestershire o de champiñones en la olla de cocción lenta. Cubra y cocine a fuego lento hasta que los quesos se hayan derretido, aproximadamente 2 horas, revolviendo dos veces durante la cocción. Sazone al gusto con pimienta de cayena. Pon el pan tostado en platos para servir. Cubra cada uno con un poco de jamón y un huevo escalfado y vierta la mezcla de rarebit por encima. Espolvorear con migas de tocino, pimentón y cebollino.

Sopa de Espárragos y Tomate con Queso V

Los sabores de espárragos, tomates y queso Cheddar, acentuados con mostaza, saben muy bien en esta sopa.

Para 6

750 ml / 1¼ pintas de caldo de verduras

400 g / 14 oz lata de tomates picados

1 cebolla picada

1 zanahoria picada

½ cucharadita de mejorana seca

¼ de cucharadita de mostaza seca en polvo

¼ de cucharadita de pimienta blanca

100 g / 4 oz de arroz de grano largo fácil de cocinar

550 g / 1¼ lb de espárragos cortados en rodajas y cocidos

100 g / 4 oz de queso cheddar rallado

sal al gusto

Combine todos los ingredientes, excepto el arroz, los espárragos, el queso y la sal, en la olla de cocción lenta. Tape y cocine a temperatura baja durante 8 a 10 horas, agregando el arroz durante las últimas 4 horas y los espárragos durante los últimos 40 minutos. Agrega el queso y revuelve hasta que se derrita. Sazone al gusto con sal.

Sopa de Berenjena con Salsa de Pimiento Rojo Asado V

Para mayor rapidez, 350 g / 12 oz de pimientos rojos asados de un frasco, escurridos, se pueden sustituir por los pimientos en la receta.

Para 4 personas

1,2 litros / 2 pintas de caldo de verduras
2 berenjenas medianas, peladas y en cubos (2 cm / ¾ in)
2 cebollas pequeñas picadas
¼ de pimiento verde picado
2 dientes de ajo machacados
sal y pimienta blanca, al gusto
Salsa de pimiento rojo asado (ver más abajo)

Combine todos los ingredientes, excepto la sal, la pimienta blanca y la salsa de pimiento rojo asado, en la olla de cocción lenta. Cubra y cocine a temperatura alta durante 4 a 5 horas.

Procese la sopa en un procesador de alimentos o licuadora hasta que quede suave. Sazone al gusto con sal y pimienta blanca. Sirva caliente o refrigere y sirva frío. Mezcle una cucharada grande de salsa de pimiento rojo asado en cada tazón de sopa antes de servir.

Salsa de pimiento rojo asado V

Esta receta también se puede cocinar en una olla de cocción lenta de 2.75 litros / 4¾ pinta, sin usar una cazuela. El tiempo de cocción será de 3 a 3 horas y media.

Para 4 personas

2 pimientos rojos grandes, cortados por la mitad
1 cucharadita de azucar

Coloque los pimientos, con la piel hacia arriba, en una sartén para grill. Ase hasta que la piel esté ampollada y ennegrecida. Pon los pimientos en una bolsa plástica durante 5 minutos. Retirar de la bolsa y pelar la piel. Procese los pimientos y el azúcar en un procesador de alimentos o licuadora hasta que quede suave.

Sopa de repollo agridulce

Esta rica y picante sopa de repollo está hecha con carne de res y pavo.

Para 8 porciones

225 g / 8 oz de carne picada

225 g / 8 oz de pechuga de pavo picada o finamente picada

aceite, para engrasar

2,25 litros / 4 pintas Caldo de ternera fragante

425 g / 15 oz de salsa de tomate preparada

225 g / 8 oz de col verde en rodajas finas

1 cebolla grande picada

1 zanahoria en rodajas

2 dientes de ajo machacados

2 cucharadas de vinagre de sidra

2 cucharadas de azúcar morena

1 hoja de laurel

1 cucharadita de tomillo seco

una pizca de canela molida

90 g / 3½ oz de pasas

100 g / 4 oz de arroz de grano largo fácil de cocinar

sal y pimienta negra recién molida, al gusto

Cocine la carne picada y el pavo en una sartén grande ligeramente engrasada a fuego medio hasta que se doren, aproximadamente 5 minutos, desmenuzando la carne con un tenedor. Combine las carnes y los ingredientes restantes, excepto el arroz, la sal y la pimienta, en una olla de cocción lenta de 5.5 litros / 9½ pinta. Tape y cocine a temperatura baja durante 6 a 8 horas, agregando el arroz durante las últimas 2 horas. Desecha la hoja de laurel. Sazone al gusto con sal y pimienta.

Sopa Cremosa De Zanahoria V

Dale sabor a naranja y jengibre a esta deliciosa sopa. También es excelente si se sirve frío.

Para 8 porciones

500 ml / 17 fl oz de caldo de verduras

4 zanahorias grandes, en rodajas

120 ml / 4 fl oz concentrado de jugo de naranja congelado

1 cm / ½ en pieza de jengibre fresco de raíz, picado

½ cucharadita de estragón seco

½ cucharadita de tomillo seco

375 ml / 13 fl oz de leche semidesnatada

1 cucharada de harina de maíz

sal y pimienta negra recién molida, al gusto

crema agria, para decorar

Combine el caldo, las zanahorias, el concentrado de jugo de naranja, el jengibre y las hierbas en la olla de cocción lenta. Tape y cocine a temperatura baja durante 4-6 horas, agregando 250 ml / 8 fl oz de leche durante los últimos 30 minutos. Encienda la olla de cocción lenta a alta y cocine por 10 minutos. Agregue la leche restante y la harina de maíz combinadas, revolviendo durante 2 a 3 minutos. Procese la sopa en un procesador de alimentos o licuadora hasta que quede suave. Sazone al gusto con sal y pimienta. Adorne cada plato de sopa con una cucharada de crema agria.

Sopa de coliflor V

Esta sopa aterciopelada está aromatizada con curry en polvo y hojuelas de chile triturado para obtener reflejos picantes.

Para 4 a 6 porciones

750 ml / 1¼ pintas de caldo de verduras
1 coliflor grande, en floretes
2 zanahorias pequeñas, cortadas en cubitos
1 cebolla picada
1 rama de apio, en rodajas
1 cucharadita de curry en polvo
¼ de cucharadita de hojuelas de chile picado
250 ml / 8 fl oz de leche semidesnatada
jugo de ½ limón
sal y pimienta negra recién molida, al gusto
pimentón, para decorar

Combine todos los ingredientes, excepto la leche, el jugo de limón, la sal y la pimienta, en la olla de cocción lenta. Cubra y cocine a temperatura alta durante 4 a 6 horas. Procese la sopa y la leche en un procesador de alimentos o licuadora hasta que quede suave. Sazone al gusto con jugo de limón, sal y pimienta. Espolvorea cada plato de sopa con pimentón.

Crema de Coliflor

Si tiene la suerte de cultivar sus propias verduras, esta es sin duda una para probar.

Para 6

450 ml / ¾ pinta de caldo de pollo

150 g / 5 oz de papas harinosas, peladas y cortadas en cubos

½ coliflor, picada en trozos grandes

1 cebolla picada

50 g / 2 oz de puerro, picado

450 ml / ¾ pinta de leche semidesnatada

50 g / 2 oz de queso parmesano recién rallado

2 cucharadas de harina de maíz

sal y pimienta negra recién molida, al gusto

nuez moscada recién rallada, para decorar

Combine el caldo, las papas, la coliflor, la cebolla y el puerro en la olla de cocción lenta. Tape y cocine a temperatura baja durante 6 a 8 horas, agregando 375 ml / 13 fl oz de leche y el queso durante los últimos 30 minutos. Encienda la olla de cocción lenta a alta y cocine por 10 minutos. Agregue la leche restante y la harina de maíz combinadas, revolviendo durante 2 a 3 minutos. Sazone al gusto con sal y pimienta. Procese la sopa en un procesador de alimentos o licuadora hasta que quede suave. Sirva caliente o refrigere y sirva frío. Espolvorea con nuez moscada rallada para servir.

Sopa de queso cheddar, brócoli y papa

Para variar, la coliflor se puede sustituir por parte o todo el brócoli.

Para 6

1 litro / 1¾ pintas de caldo de pollo o res

2 cebollas picadas

1 rama de apio finamente picada

1 zanahoria finamente picada

350 g / 12 oz de papas harinosas, sin pelar y en cubos

½ cucharadita de semillas de apio

½ cucharadita de tomillo seco

350 g / 12 oz pequeños floretes de brócoli

250 ml / 8 fl oz de leche semidesnatada

2 cucharadas de harina de maíz

225 g / 8 oz de queso cheddar suave, rallado

sal y pimienta negra recién molida, al gusto

Combine todos los ingredientes, excepto el brócoli, la leche, la harina de maíz, el queso, la sal y la pimienta, en la olla de cocción lenta. Tape y cocine a temperatura baja durante 6 a 8 horas, agregando el brócoli durante los últimos 30 minutos. Encienda el fuego a Alto y cocine por 10 minutos. Agregue la leche y la harina de maíz combinadas, revolviendo durante 2-3 minutos. Agregue el queso, revolviendo durante 2-3 minutos hasta que se derrita. Sazone al gusto con sal y pimienta.

Sopa de maíz dulce al curry V

Una variedad de especias y leche de coco hacen de esta sopa una delicia exótica.

Para 6

450 ml / ¾ pinta de caldo de verduras

350 g / 12 oz de maíz dulce, descongelado si está congelado

3 cebollas picadas

1 jalapeño u otra guindilla medianamente picante, finamente picada

3 dientes de ajo grandes, triturados

2,5 cm / 1 en pieza de jengibre fresco de raíz, finamente rallado

½ cucharadita de comino molido

½ cucharadita de canela molida

250 ml / 8 fl oz de leche semidesnatada

400 g / 14 oz lata de leche de coco light

2 cucharadas de harina de maíz

sal y pimienta negra recién molida, al gusto

cilantro fresco picado, para decorar

Combine el caldo, el maíz dulce, la cebolla, el chile, el ajo, el jengibre y las especias en la olla de cocción lenta. Tape y cocine a temperatura baja durante 6 a 8 horas, agregando la leche durante los últimos 30 minutos. Encienda el fuego a Alto y cocine por 10 minutos. Agregue la leche de coco y la harina de maíz combinadas, revolviendo durante 2-3 minutos. Sazone al gusto con sal y pimienta. Espolvorea cada plato de sopa con cilantro fresco.

Crema de Champiñones V

Esta sopa de champiñones funciona bien con cualquier tipo de champiñón. Para un sabor más rico, use leche entera o nata en lugar de leche semidesnatada.

Para 4 personas

750 ml / 1¼ pintas de caldo de verduras
450 g / 1 libra de champiñones, en rodajas
2 cebollas picadas
375 ml / 13 fl oz de leche semidesnatada
2 cucharadas de harina de maíz
sal y pimienta negra recién molida, al gusto

Combine todos los ingredientes, excepto la leche, la harina de maíz, la sal y la pimienta, en la olla de cocción lenta. Tape y cocine a temperatura baja durante 5-6 horas, agregando 250 ml / 8 fl oz de leche durante los últimos 30 minutos. Encienda el fuego a Alto y cocine por 10 minutos. Agregue la leche restante y la harina de maíz combinadas, revolviendo durante 2 a 3 minutos. Sazone al gusto con sal y pimienta.

Sopa de cebolla al brandy

Esta sopa es maravillosa porque la cocción lenta fusiona los sabores. Si lo desea, cocine las cebollas en 1 cucharada de mantequilla o margarina en una sartén grande a fuego medio-bajo hasta que estén doradas antes de ensamblar los ingredientes en la olla de cocción lenta.

Para 8 porciones

8 cebollas, en rodajas finas
2,25 litros / 4 pintas Caldo de carne fragante o caldo de carne
2-4 cucharadas de brandy (opcional)
sal y pimienta negra recién molida, al gusto

Combine las cebollas y el caldo en una olla de cocción lenta de 5.5 litros / 9½ pinta. Tape y cocine a temperatura baja durante 6 a 8 horas. Agrega el brandy. Sazone al gusto con sal y pimienta.

Sopa de Papas y Cebolla

Use papas harinosas para obtener buenos resultados.

Para 8 porciones

8 cebollas, en rodajas finas

2,25 litros / 4 pintas Caldo de carne fragante o caldo de carne

500 g / 18 oz de papas peladas y en cubos

¼ de cucharadita de mejorana seca

¼ de cucharadita de tomillo seco

2-4 cucharadas de brandy (opcional)

sal y pimienta negra recién molida, al gusto

2 cucharadas de queso Emmental o gruyere rallado

Combine todos los ingredientes, excepto el brandy, la sal, la pimienta y el queso, en la olla de cocción lenta. Tape y cocine a temperatura baja durante 6 a 8 horas. Agrega el brandy. Sazone al gusto con sal y pimienta y sirva espolvoreado con queso.

Sopa de Papas y Cebolla al Curry V

Disfruta de esta sopa picante caliente en invierno. Tómelo frío en tazas de sopa en el verano.

Para 4 personas

1 litro / 1¾ pintas de caldo de verduras

6 cebollas, picadas en trozos grandes

350 g / 12 oz de papas, peladas y cortadas en cubitos

1 diente de ajo machacado

1¼ cucharadita de comino molido

1¼ cucharadita de cúrcuma molida

1¼ cucharadita de curry en polvo

175 ml / 6 fl oz de leche semidesnatada

sal y pimienta negra recién molida, al gusto

Combine todos los ingredientes, excepto la leche, la sal y la pimienta, en la olla de cocción lenta. Tape y cocine a temperatura baja durante 6 a 8 horas. Procese la sopa y la leche en un procesador de alimentos o licuadora hasta que quede suave. Sazone al gusto con sal y pimienta. Sirva caliente o refrigere y sirva frío.

Sopa de papa al curry fácil V

Aquí se utilizan ingredientes muy simples que probablemente ya tenga en existencia para producir una sopa maravillosa.

Para 4 personas

1 litro / 1¾ pintas de caldo de verduras

700 g / 1½ lb de papas para hornear, peladas y cortadas en cubos

1 cebolla grande picada

1 manzana, pelada y cortada en cubitos

2 cm / ¾ en trozos de jengibre de raíz fresca, finamente rallado

2 dientes de ajo grandes, triturados

½ cucharadita de semillas de alcaravea

2-3 cucharaditas de curry en polvo

400 g / 14 oz de tomates en lata

sal y pimienta negra recién molida, al gusto

Combine todos los ingredientes, excepto los tomates, la sal y la pimienta, en la olla de cocción lenta. Tape y cocine a fuego lento hasta que las papas estén tiernas, aproximadamente 8 horas. Procese la mitad de la mezcla de papa en un procesador de alimentos o licuadora hasta que quede suave. Regrese a la olla de cocción lenta y agregue los tomates. Tape y cocine a temperatura alta durante 15 minutos. Sazone al gusto con sal y pimienta.

Sopa de papas y queso ahumado V

Sugiero usar Gouda ahumado, pero puede usar otro queso ahumado o simplemente Cheddar si lo prefiere.

Para 4 personas

1 litro / 1¾ pintas de caldo de verduras
700 g / 1 ½ lb de papas para hornear, peladas y cortadas en cubos
1 cebolla grande picada
1 manzana, pelada y cortada en cubitos
2 dientes de ajo grandes, triturados
400 g / 14 oz de tomates en lata
175 ml / 6 fl oz de crema agria
1 cucharada de harina de maíz
sal y pimienta negra recién molida, al gusto
100 g / 4 oz de queso Gouda ahumado rallado

Combine el caldo, las papas, la cebolla, la manzana y el ajo en la olla de cocción lenta. Tape y cocine a fuego lento hasta que las papas estén tiernas, aproximadamente 8 horas. Procese la mitad de la mezcla de papa en un procesador de alimentos o licuadora hasta que quede suave. Regrese a la olla de cocción lenta y agregue los tomates. Mezcle la crema agria y la harina de maíz y agregue a la olla de cocción lenta, revolviendo durante 2 minutos. Tape y cocine a temperatura alta durante 15 minutos. Sazone al gusto con sal y pimienta y sirva espolvoreado con queso.

Vichyssoise de terciopelo

Aunque normalmente se sirve fría, esta sopa de puerros y patatas también es maravillosa si se sirve caliente.

Para 6

450 ml / ¾ pinta de caldo de pollo
600 g / 1 lb 6 oz de papas harinosas, peladas y cortadas en cubos
1 cebolla picada
50 g / 2 oz de puerro, picado
450 ml / ¾ pinta de leche semidesnatada
2 cucharadas de harina de maíz
sal y pimienta negra recién molida, al gusto
cebolletas cortadas, para decorar

Combine el caldo, las papas, la cebolla y el puerro en la olla de cocción lenta. Tape y cocine a temperatura baja durante 6 a 8 horas, agregando 375 ml / 13 fl oz de leche durante los últimos 30 minutos. Encienda la olla de cocción lenta a alta y cocine por 10 minutos. Agregue la leche restante y la harina de maíz combinadas, revolviendo durante 2 a 3 minutos. Sazone al gusto con sal y pimienta. Procese la sopa en un procesador de alimentos o licuadora hasta que quede suave. Sirva caliente o refrigere y sirva frío. Espolvorea cada plato de sopa con cebollino.

Sopa de Tomate Maduro y Puerro V

Aquí tienes una sopa perfecta para los tomates más maduros del verano. Elija los maduros en vid para obtener el mejor sabor.

Para 6

1 litro / 1¾ pintas de caldo de verduras

6 tomates grandes, picados

2 puerros (solo partes blancas), en rodajas

3 dientes de ajo machacados

1 cucharadita de albahaca seca

sal y pimienta blanca, al gusto

6 cucharadas de crema agria

6 ramitas de albahaca fresca, para decorar

Combine todos los ingredientes, excepto la sal, la pimienta, la crema agria y la albahaca, en la olla de cocción lenta. Tape y cocine a temperatura baja durante 6 a 8 horas. Procese la sopa en un procesador de alimentos o licuadora hasta que quede suave. Sazone al gusto con sal y pimienta blanca. Sirva caliente o refrigere y sirva frío. Adorne cada plato de sopa con una cucharada de crema agria y una ramita de albahaca.

Vichyssoise de camote

Una magnífica variación de la vichyssoisse tradicional.

Para 6

450 ml / ¾ pinta de caldo de pollo

600 g / 1 lb 6 oz de batatas, peladas y cortadas en cubos

1 cebolla picada

6 cebolletas picadas

300 ml / ½ pinta de jugo de naranja

4 cucharadas de leche

2 cucharadas de harina de maíz

½ cucharadita de canela molida

½ cucharadita de macis molida

sal y pimienta negra recién molida, al gusto

ralladura de naranja, para decorar

Combine el caldo, las papas, la cebolla y las cebolletas en la olla de cocción lenta. Tape y cocine a temperatura baja durante 6 a 8 horas, agregando el jugo de naranja durante los últimos 30 minutos. Encienda la olla de cocción lenta a alta y cocine por 10 minutos. Agregue la leche y la harina de maíz combinadas, revolviendo durante 2-3 minutos. Agrega la canela y la macis y sazona al gusto con sal y pimienta. Procese la sopa en un procesador de alimentos o licuadora hasta que quede suave. Sirva caliente o refrigere y sirva frío. Espolvorea cada plato de sopa con ralladura de naranja.

Sopa de calabaza de dos estaciones

La calabaza de invierno y los calabacines de jardín de verano se combinan en esta sopa perfecta.

Para 6

750 ml / 1¼ pintas de caldo de res

2 latas de 400 g / 14 oz de tomates picados

400 g / 14 oz lata de frijoles cannellini, escurridos y enjuagados

1 calabaza, pelada, sin semillas y en cubos

2 calabacines en rodajas

2 cebollas picadas

2 dientes de ajo machacados

1 cucharadita de salsa Worcestershire

1 cucharadita de mejorana seca

½ cucharadita de romero seco

sal y pimienta negra recién molida, al gusto

Combine todos los ingredientes, excepto la sal y la pimienta, en una olla de cocción lenta de 5.5 litros / 9½ pinta. Cubra y cocine a temperatura alta durante 4 a 6 horas. Sazone al gusto con sal y pimienta.

Sopa cremosa de tomate con trozos de verduras V

Una versión para adultos de esa reconfortante sopa que conocemos tan bien, además de trozos de verduras en trozos.

Para 4 personas

1 litro / 1¾ pintas de caldo de verduras

225 g / 8 oz de salsa de tomate preparada

175 g / 6 oz de coliflor, cortada en floretes pequeños

1 calabacín, cortado en cubitos

1 pimiento verde cortado en cubitos

2 cebollas, cortadas en cubitos

175 g / 6 oz de papas nuevas, sin pelar y en cubos

1 diente de ajo grande, triturado

¾ cucharadita de albahaca seca

¼ de cucharadita de tomillo seco

¼ de cucharadita de mejorana seca

una pizca de mostaza en polvo seca

175 ml / 6 fl oz de leche semidesnatada

1 cucharada de harina de maíz

2 cucharadas de jerez seco (opcional)

sal y pimienta negra recién molida, al gusto

Combine todos los ingredientes, excepto la leche, la maicena, el jerez, la sal y la pimienta, en la olla de cocción lenta. Cubra y cocine a temperatura alta durante 4 a 6 horas. Agregue la leche y la harina de maíz combinadas, revolviendo durante 2-3 minutos. Agrega el jerez. Sazone al gusto con sal y pimienta.

Sopa de Tomate con Pasta

Nada combina tan bien con los tomates dulces madurados al sol como los sabores veraniegos de la albahaca y el orégano. Congele los tomates maduros de su jardín para hacer esta sopa también en el invierno.

Para 6

750 ml / 1¼ pintas de caldo rico de pollo, o caldo de pollo o verduras

1,5 kg / 3 lb de tomates, picados en trozos grandes

1 cebolla picada

1 zanahoria picada

½ rama de apio, picado

1 diente de ajo machacado

1 cucharadita de albahaca seca

1 cucharadita de orégano seco

½ cucharadita de semillas de anís, ligeramente trituradas

100 g / 4 oz de pasta pequeña para sopa, como stelline, orzo o rings

sal y pimienta negra recién molida, al gusto

queso parmesano recién rallado, para decorar

Combine todos los ingredientes, excepto la pasta, la sal, la pimienta y el queso, en una olla de cocción lenta de 5.5 litros / 9½ pinta. Tape y cocine a temperatura baja durante 6 a 8 horas. Procese la sopa en un procesador de alimentos o licuadora hasta que quede suave. Regrese la sopa a la olla de cocción lenta. Tape y cocine a temperatura alta durante 10 minutos. Agregue la pasta y cocine hasta que esté al dente, aproximadamente 20 minutos. Sazone al gusto con sal y pimienta. Espolvorea cada plato de sopa con queso parmesano.

Sopa de cosecha de jardín V

Aquí está la comida de verano perfecta, pero también puede variar las verduras de acuerdo con lo que esté en temporada en su jardín o en su verdulero.

Para 6

1,2 litros / 2 pintas de caldo de verduras

150 g / 5 oz de frijoles franceses, cortados en trozos cortos

2 cebollas en rodajas

1 calabacín en rodajas

175 g / 6 oz de calabaza amarilla de verano, como calabacín o empanada, en rodajas

2 zanahorias pequeñas, en rodajas

1 pimiento rojo pequeño, cortado en rodajas

1 pimiento amarillo pequeño, en rodajas

75 g / 3 oz de maíz dulce

2 dientes de ajo machacados

½ cucharadita de albahaca seca

½ cucharadita de orégano seco

75 ml / 2½ fl oz de leche semidesnatada

sal y pimienta negra recién molida, al gusto

Combine todos los ingredientes, excepto la leche, la sal y la pimienta, en una olla de cocción lenta de 5.5 litros / 9½ pinta. Tape y cocine a temperatura baja durante 8 a 10 horas, agregando la leche durante los últimos 10 minutos. Sazone al gusto con sal y pimienta.

Minestrone ligero

Minestrone no siempre contiene pasta, ni es siempre una sopa pesada y abundante. Disfruta de esta versión ligera de un viejo favorito.

Para 8 porciones

1,2 litros / 2 pintas de caldo de res

175 g / 6 oz de guisantes azucarados

175 g / 6 oz de floretes de brócoli

1 calabacín en rodajas

1 zanahoria grande, en rodajas

150 g / 5 oz de tomates cherry, cortados por la mitad

1 cebolla picada

1 rama de apio picado

½ bulbo de hinojo, en rodajas

2 dientes de ajo machacados

1 cucharadita de albahaca seca

1 cucharadita de orégano seco

sal y pimienta negra recién molida, al gusto

Croûtons de parmesano (ver más abajo)

Combine todos los ingredientes, excepto la sal, la pimienta y los croûtons de parmesano, en una olla de cocción lenta de 5,5 litros / 9½ pinta. Tape y cocine a temperatura baja durante 6 a 8 horas.

Sazone al gusto con sal y pimienta. Espolvoree cada plato de sopa con croûtons de parmesano.

Croûtons de parmesano V

Estos deliciosos croûtons crujientes combinan bien con los sabores mediterráneos.

Sirve 8 como acompañamiento

3 rebanadas de pan italiano firme o de un día, en cubos (1–2 cm / ½ – ¾ in)

spray vegetal para cocinar

2 cucharadas de queso parmesano recién rallado

Rocíe los cubos de pan con aceite en aerosol. Espolvoree con queso parmesano y revuelva. Organizar en una sola capa sobre una bandeja para hornear. Hornee a 190ºC / gas 5 / horno ventilador 170ºC hasta que se dore, de 8 a 10 minutos, revolviendo ocasionalmente.

Minestrone con Pesto de Albahaca V

En la ciudad de Génova, amante de la albahaca, la adición del aromático Basil Pesto distingue la versión local de minestrone.

Para 6

1,5 litros / 2½ pintas de caldo de verduras

400 g / 14 oz lata de frijoles cannellini, escurridos y enjuagados

1 puerro pequeño (solo la parte blanca), picado

1 zanahoria pequeña, picada

½ rama de apio, picado

1 pimiento amarillo pequeño, picado

1 diente de ajo grande, triturado

225 g / 8 oz de calabaza amarilla de verano, como calabacín o empanada, en cubos

50 g / 2 oz de guisantes congelados, descongelados

100 g / 4 oz de macarrones cocidos, cocidos

Pesto de albahaca (ver más abajo)

sal y pimienta negra recién molida, al gusto

queso parmesano recién rallado, para decorar

Combine el caldo, los frijoles, el puerro, la zanahoria, el apio, la pimienta y el ajo en una olla de cocción lenta de 5.5 litros / 9½ pinta. Tape y cocine a temperatura alta durante 4-5 horas, agregando la calabaza durante la última hora. Agregue los guisantes, los macarrones y el pesto de albahaca a la olla de cocción lenta y cocine por 20 minutos más. Sazone al gusto con sal y pimienta. Espolvorea cada plato de sopa con queso parmesano.

Pesto de albahaca V

El pesto de albahaca es algo que usará una y otra vez. Intente mezclarlo con pasta cocida para una cena rápida o untarlo sobre hojaldre extendido, luego doblarlo o retorcerlo antes de hornearlo como una alternativa a las pajitas de queso.

Para 6 personas como acompañamiento

15 g / ½ oz de albahaca fresca

1 diente de ajo

1½ cucharada de queso parmesano recién rallado

1½ cucharada de piñones o almendras en copos

1-2 cucharadas de aceite de oliva

1 cucharadita de jugo de limón

sal y pimienta negra recién molida, al gusto

Procese la albahaca, el ajo, el queso parmesano y los piñones o almendras en un procesador de alimentos o licuadora, agregando el aceite y el jugo de limón gradualmente, hasta que la mezcla esté muy finamente picada. Sazone al gusto con sal y pimienta.

Sopa de verano con salsa de tomate V

El maíz dulce y los calabacines hacen una sopa interesante y colorida cubierta con un condimento de tomate fresco.

Para 4 personas

1 litro / 1¾ pintas de caldo de verduras

450 g / 1 libra de calabaza amarilla de verano, como calabacín o

empanada, picada

2 cebollas grandes, picadas en trozos grandes

250 g / 9 oz de maíz dulce

75 g / 3 oz de papa, pelada y cortada en cubitos

1 diente de ajo grande, picado

¼ de cucharadita de mostaza seca en polvo

120 ml / 4 fl oz de leche semidesnatada

1-2 cucharaditas de jugo de limón

sal y pimienta negra recién molida, al gusto

cilantro fresco picado, para decorar

Salsa de tomate fresco (ver más abajo)

Combine el caldo, la calabaza, la cebolla, 100 g / 4 oz de maíz dulce, la papa, el ajo y la mostaza en la olla de cocción lenta. Cubra y cocine a temperatura alta durante 4 a 6 horas. Procese la sopa y la leche en un procesador de alimentos o licuadora hasta que quede suave. Regrese a la olla de cocción lenta y agregue el maíz dulce restante. Tape y cocine a temperatura alta durante 10 minutos.

Sazone la sopa al gusto con jugo de limón, sal y pimienta. Espolvorea cada plato de sopa con cilantro fresco. Sirva con el condimento de tomate fresco para incorporar a la sopa.

Salsa de tomate fresco V

Un manjar muy útil para acompañar todo tipo de platos.

Para 4 personas

1 tomate grande maduro, pelado y cortado en cubitos finos
4 cucharadas de cilantro fresco picado
1 cucharada de vinagre de vino tinto
¼ de cucharadita de sal

Combine todos los ingredientes y utilícelos como se indica en la receta.

Sopa de tortilla fácil V

Esta sencilla sopa de tortilla utiliza muchos ingredientes prácticos para acelerar la preparación. Los sabores son picantes, así que reduzca la cantidad de guindillas u omita las hojuelas de guindilla si prefiere un sabor a guindilla más suave.

Para 6

900 ml / 1½ pintas de caldo de verduras

400 g / 14 oz lata de tomates picados

400 g / lata de 14 oz de frijoles picantes, sin escurrir

100 g / 4 oz de chiles verdes de un frasco, escurridos y picados

2 cebollas pequeñas picadas

1 diente de ajo machacado

2 cucharaditas de vinagre de vino tinto

¼ de cucharadita de hojuelas de chile triturado, al gusto

15 g / ½ oz de cilantro fresco, picado

sal al gusto

6 tortillas de maíz (15 cm / 6 in), cortadas en tiras de 1 cm / ½

spray vegetal para cocinar

½ aguacate pequeño, pelado y cortado en cubos

Combine todos los ingredientes, excepto el cilantro, la sal, las tortillas, el aceite en aerosol y el aguacate, en una olla de cocción lenta de 5.5 litros / 9½ pinta. Tape y cocine a temperatura baja durante 6 a 8 horas. Agregue el cilantro y sazone al gusto con sal.

Coloque las tiras de tortilla en una bandeja para hornear. Rocíe con aceite en aerosol y revuelva. Hornear a 190ºC / gas 5 / horno ventilador 170ºC hasta que esté crujiente, unos 5 minutos. Pon las tiras de tortilla y el aguacate en cada tazón de sopa. Sirve la sopa con un cucharón.

Sopa de pollo y verduras a la antigua

Esta sopa hogareña y reconfortante, repleta de verduras, es como la que solía hacer la abuela.

Para 6

1,2 litros / 2 pintas de caldo de pollo

450 g / 1 libra de filete de pechuga de pollo sin piel, en cubos (2 cm / ¾ in)

275 g / 10 oz de papas cerosas, peladas y cortadas en cubitos

100 g / 4 oz de repollo, en rodajas finas

2 zanahorias pequeñas, en rodajas

130 g / 4½ oz de nabo o chirivía, en cubos

½ rama de apio, en rodajas

3 cebolletas, en rodajas

½ cabeza de coliflor, en floretes pequeños

50 g / 2 oz de fideos de huevo medianos, cocidos

sal y pimienta negra recién molida, al gusto

Combine todos los ingredientes, excepto la coliflor, los fideos, la sal y la pimienta, en la olla de cocción lenta. Tape y cocine a temperatura baja durante 6 a 8 horas, agregando la coliflor y los fideos durante los últimos 30 minutos. Sazone al gusto con sal y pimienta.

Sopa clásica de pollo con fideos

Aquí está la comida reconfortante en su máxima expresión, y también es muy rápida de preparar.

Para 4 personas

900 ml / 1½ pintas de caldo de pollo

100 g / 4 oz de filete de pechuga de pollo sin piel, en cubos (2 cm / ¾ in)

100 g / 4 oz de muslos de pollo deshuesados, en cubos (2 cm / ¾ in)

1 rama de apio grande, en rodajas

1 zanahoria grande, en rodajas

2 cebollas picadas

1 cucharadita de mejorana seca

1 hoja de laurel

150 g / 5 oz de fideos anchos cocidos

sal y pimienta negra recién molida, al gusto

Combine todos los ingredientes, excepto los fideos, la sal y la pimienta, en la olla de cocción lenta. Tape y cocine a temperatura alta durante 4 a 6 horas, agregando los fideos durante los últimos 20 minutos. Desecha la hoja de laurel. Sazone al gusto con sal y pimienta.

Sopa De Fideos De Pollo Y Verduras

Esta sopa de pollo con fideos está cargada de verduras para una mayor bondad y nutrición. El vinagre balsámico agrega una profundidad de sabor única.

Para 6

2,25 litros / 4 pintas de caldo de pollo rico o caldo de pollo

225 g / 8 oz de filete de pechuga de pollo sin piel, en cubos (1 cm / ½ pulgada)

2 cebollas picadas

1 rama de apio grande, picada

1 zanahoria grande, picada

1 chirivía picada

150 g / 5 oz de frijoles franceses, cortados en trozos cortos

¾ cucharadita de tomillo seco

¾ cucharadita de romero seco

1-2 cucharaditas de vinagre balsámico

175 g / 6 oz de floretes de brócoli pequeños

50 g / 2 oz de guisantes congelados, descongelados

100 g / 4 oz de fideos, cocidos

sal y pimienta negra recién molida, al gusto

Combine todos los ingredientes, excepto el brócoli, los guisantes, los fideos, la sal y la pimienta, en la olla de cocción lenta. Tape y cocine a temperatura alta durante 4 a 6 horas, agregando el brócoli, los guisantes y los fideos durante los últimos 20 a 30 minutos. Sazone al gusto con sal y pimienta.

Sopa de fideos con pollo campestre

Hecha con pollo cocido y fideos de huevo caseros, esta sopa está llena de sabor tradicional.

Para 6

1 pollo pequeño (aproximadamente 900 g / 2 lb), cortado en trozos

1,5 litros / 2½ pintas de agua

1 zanahoria grande, en rodajas

175 g / 6 oz de maíz dulce

1 cebolla pequeña picada

½ cucharadita de mejorana seca

Fideos campestres (ver más abajo)

50 g / 2 oz de guisantes congelados, descongelados

1 cucharada de perejil fresco picado

sal y pimienta negra recién molida, al gusto

Combine el pollo, el agua, las zanahorias, el maíz dulce, la cebolla y la mejorana en la olla de cocción lenta. Tape y cocine a temperatura baja durante 6 a 8 horas. Retire el pollo de la olla de cocción lenta. Corta la carne en trozos pequeños y devuélvela a la olla de cocción lenta. Tape y cocine a temperatura alta durante 30 minutos. Pon a hervir una cacerola con agua. Desenrollar los fideos, agregar a la sartén y hervir durante 3 minutos, luego escurrir. Agregue los fideos a la olla de cocción lenta con los

70

guisantes y el perejil y cocine por 5 minutos más. Sazone al gusto con sal y pimienta.

Fideos campestres V

Es muy fácil hacer sus propios fideos para sopa, y puede cortarlos del tamaño que más le guste a usted y a su familia.

Para 6 personas como acompañamiento

100 g / 4 oz de harina común, más extra para espolvorear

1 huevo

1 cucharada de agua

¼ de cucharadita de sal

Pon la harina en la superficie de trabajo. Hacer un hueco en el centro y añadir el huevo, el agua y la sal. Mezcla poco a poco la harina con el huevo con un tenedor hasta que se forme una masa. Amasar la masa sobre una superficie enharinada hasta que quede suave, amasando con harina adicional si la masa está pegajosa. Deje reposar la masa tapada a temperatura ambiente durante 1 hora. Estirar la masa sobre una superficie ligeramente enharinada hasta obtener un grosor de 3 mm. Enrolle la masa sin apretar y córtela en rodajas de 5 mm / ¼. Use como se indica en la receta.

Sopa De Pollo Alfabeto

A los niños les gustan las letras del alfabeto en esta sopa de pollo tradicional, y no podría encontrar una mejor manera de servirles alimentos nutritivos que disfrutarán.

Para 4 personas

2,25 litros / 4 pintas de caldo de pollo
450 g / 1 libra de filete de pechuga de pollo sin piel, en cubos (1 cm / ½ pulgada)
1 cebolla picada
1 zanahoria picada
1 rama de apio picado
1 diente de ajo grande, triturado
1 hoja de laurel grande
½ cucharadita de tomillo seco
una pizca de semillas de apio
50 g / 2 oz de pasta con letras
sal y pimienta negra recién molida, al gusto

Combine todos los ingredientes, excepto la pasta, la sal y la pimienta, en la olla de cocción lenta. Tape y cocine a temperatura baja durante 6 a 8 horas, agregando la pasta durante los últimos 20 minutos. Desecha la hoja de laurel. Sazone al gusto con sal y pimienta.

Sopa de pasta y pollo con trozos

Vale la pena guardar un poco de pasta para sopa en el armario de la tienda. Sabe bien porque absorbe los sabores de la sopa mientras se cocina, se ve atractiva y hace que la sopa sea más sustanciosa.

Para 4 personas

900 ml / 1½ pintas de caldo de pollo

400 g / 14 oz lata de tomates picados

225 g / 8 oz de filete de pechuga de pollo sin piel, en cubos

2 cebollas picadas

½ pimiento verde, cortado en cubitos

½ pimiento rojo, cortado en cubitos

1 diente de ajo machacado

¾ cucharadita de albahaca seca

¾ cucharadita de orégano seco

100 g / 4 oz de ditalini

15 g / ½ oz de perejil fresco picado

sal y pimienta negra recién molida, al gusto

Combine todos los ingredientes, excepto la pasta, el perejil, la sal y la pimienta, en la olla de cocción lenta. Tape y cocine a temperatura alta durante 4 a 6 horas, agregando la pasta y el perejil durante los últimos 20 a 30 minutos. Sazone al gusto con sal y pimienta.

Sopa de Pollo y Arroz

La combinación de estragón, nabo y chirivía le da a esta sopa su gran sabor.

Para 6

2,25 litros / 4 pintas de caldo de pollo

450 g / 1 libra de filete de pechuga de pollo sin piel, en cubos (1 cm / ½ pulgada)

2 cebollas finamente picadas

65 g / 2½ oz de chirivía, picada en trozos grandes

65 g / 2½ oz de nabo, picado grueso

1 zanahoria picada en trozos grandes

1 rama de apio, picada en trozos grandes

1 diente de ajo picado

2 hojas de laurel

½ cucharadita de tomillo seco

½ cucharadita de estragón seco

100 g / 4 oz de arroz de grano largo fácil de cocinar

sal y pimienta negra recién molida, al gusto

Combine todos los ingredientes, excepto el arroz, la sal y la pimienta, en una olla de cocción lenta de 5.5 litros / 9½ pinta. Tape y cocine a temperatura baja durante 6 a 8 horas, agregando el arroz durante las últimas 2 horas. Desecha las hojas de laurel. Sazone al gusto con sal y pimienta.

Pollo y Sopa Barley

La cebada perlada es un antiguo favorito en las sopas porque agrega una textura agradable y un sabor.

Para 6

1 litro / 1¾ pintas de caldo de pollo

250 ml / 8 fl oz de agua

350 g / 12 oz de filete de pechuga de pollo sin piel, en cubos (2 cm / ¾ in)

2 cebollas picadas

1 zanahoria pequeña, picada en trozos grandes

1 ramita de apio pequeña, picada en trozos grandes

1 diente de ajo machacado

15 g / ½ oz de perejil fresco picado

½ cucharadita de tomillo seco

1 hoja de laurel

65 g / 2½ oz de cebada perlada

sal y pimienta negra recién molida, al gusto

Combine todos los ingredientes, excepto la sal y la pimienta, en la olla de cocción lenta. Cubra y cocine a temperatura alta durante 4 a 6 horas. Desecha la hoja de laurel. Sazone al gusto con sal y pimienta.

Sopa de pollo con trozos

El arroz hace de esta una sopa sustanciosa, pero puedes probar otros cereales: el mijo, las bayas de trigo o el bulghar serían deliciosos.

Para 6

1,5 litros / 2½ pintas de caldo de pollo
400 g / 14 oz de tomates en lata
450 g / 1 libra de filete de pechuga de pollo sin piel, en cubos (2,5 cm / 1 pulgada)
275 g / 10 oz de garbanzos enlatados escurridos, enjuagados
½ coliflor, picada en trozos grandes
1 cebolla grande picada
1 ramita de apio pequeña, en rodajas finas
1 zanahoria pequeña, en rodajas finas
1 cucharadita de albahaca seca
1 cucharadita de tomillo seco
1 cucharadita de mejorana seca
100 g / 4 oz de arroz de grano largo fácil de cocinar
sal y pimienta negra recién molida, al gusto

Combine todos los ingredientes, excepto el arroz, la sal y la pimienta, en la olla de cocción lenta. Tape y cocine a temperatura baja durante 6 a 8 horas, agregando el arroz durante las últimas 2 horas. Sazone al gusto con sal y pimienta.

Sopa de Pollo y Verduras con Lechuga

La lechuga frisée cocida rápidamente sabe bien en esta sopa. En su lugar, puede utilizar col rizada, acelgas, berros o espinacas, si lo prefiere.

Para 6

1,5 litros / 2½ pintas de caldo de pollo

700 g / 1½ lb de filete de pechuga de pollo sin piel, en cubos (2 cm / ¾ in)

400 g / 14 oz lata de tomates picados

2 papas cerosas medianas, peladas y cortadas en cubitos

1 cebolla grande picada

1 rama de apio picado

1 zanahoria picada

2 dientes de ajo grandes, triturados

1½ cucharadita de mejorana seca

½ cucharadita de albahaca seca

50 g / 2 oz de orzo crudo

½ lechuga frisée, picada en trozos grandes

sal y pimienta negra recién molida, al gusto

Combine todos los ingredientes, excepto el orzo, la lechuga, la sal y la pimienta, en una olla de cocción lenta de 5.5 litros / 9½ pinta. Tape y cocine a temperatura baja durante 6 a 8 horas, agregando el orzo y la lechuga durante los últimos 20 minutos. Sazone al gusto con sal y pimienta.

Sopa De Pollo Y Chile

Los chiles verdes agregan un sabor mexicano picante. ¡Guarde un frasco de chiles en el armario para cuando tenga ganas de algo muy picante!

Para 6

1 litro / 1¾ pintas de caldo de pollo

225 g / 8 oz de filete de pechuga de pollo sin piel, en cubos (2 cm / ¾ in)

100 g / 4 oz de chiles verdes de un frasco, escurridos y picados

150 g / 5 oz de frijoles enlatados escurridos, enjuagados

175 g / 6 oz de coliflor, en floretes pequeños

1 cebolla finamente picada

1 rama de apio finamente picada

1 diente de ajo grande, triturado

2 cucharadas de harina de maíz

50 ml / 2 fl oz de agua fría

100 g / 4 oz de queso cheddar rallado

sal y pimienta negra recién molida, al gusto

Combine todos los ingredientes, excepto la harina de maíz, el agua, el queso, la sal y la pimienta, en la olla de cocción lenta. Tape y cocine a temperatura baja durante 6 a 8 horas. Agregue la harina de maíz y el agua combinados, revolviendo durante 2-3 minutos.

Agrega el queso, revolviendo hasta que se derrita. Sazone al gusto con sal y pimienta.

Sopa de pollo con hierbas y guisantes partidos

Esta sencilla variación de la sopa de guisantes usa pollo en lugar del jamón más tradicional.

Para 8 porciones

2,25 litros / 4 pintas de caldo de pollo

450 g / 1 libra de guisantes verdes secos

350 g / 12 oz de filete de pechuga de pollo sin piel, en cubos (2 cm / ¾ in)

2 cebolletas, en rodajas

½ zanahoria en rodajas

½ rama de apio, en rodajas

1 cucharadita de mejorana seca

sal y pimienta negra recién molida, al gusto

Combine todos los ingredientes, excepto la sal y la pimienta, en la olla de cocción lenta. Cubra y cocine a temperatura alta durante 4 a 6 horas. Sazone al gusto con sal y pimienta.

Sopa de Pollo y Maíz Dulce

Esta sopa es una comida fácil de preparar rápidamente en un día laboral, ¡y también tiene un sabor excelente!

Para 6

375 ml / 13 fl oz de caldo de pollo sin grasa

Lata de 425 g / 15 oz de maíz dulce estilo crema

225 g / 8 oz de filete de pechuga de pollo sin piel, en cubos

350 g / 12 oz de papas, peladas y cortadas en cubitos

2 cebollas pequeñas picadas

375 ml / 13 fl oz de leche semidesnatada

2 cucharadas de harina de maíz

sal y pimienta negra recién molida, al gusto

Combine todos los ingredientes, excepto la leche, la harina de maíz, la sal y la pimienta, en la olla de cocción lenta. Tape y cocine a temperatura alta durante 4 a 6 horas, agregando 250 ml / 8 fl oz de leche durante los últimos 30 minutos. Agregue la leche restante y la harina de maíz combinadas, revolviendo durante 2 a 3 minutos. Sazone al gusto con sal y pimienta.

Albóndigas abundantes

Genial en sopas o con pastas, también puedes hacerlas con carne de cerdo.

Rinde 18 albóndigas

700 g / 1½ lb de carne magra picada

1 cebolla pequeña finamente picada

1 huevo

40 g / 1½ oz de pan rallado seco

2 dientes de ajo machacados

1-2 cucharaditas de caldo de res en gránulos o un cubo de caldo de res

½ cucharadita de sal

¼ de cucharadita de pimienta

Combine todos los ingredientes en un bol. Forma 18 albóndigas con la mezcla.

Sopa abundante de albóndigas y verduras

Las albóndigas de ternera picadas se preparan rápidamente y hacen de esta una comida sustanciosa. Si las albóndigas se doran en una sartén ligeramente engrasada, o se hornean a 180ºC / gas 4 / horno ventilador 160º hasta que se doren, serán menos frágiles y más atractivas. Agregue las albóndigas a la olla de cocción lenta con cuidado, para que no se rompan.

Para 6

250 ml / 8 fl oz de caldo de res

2 latas de 400 g / 14 oz de tomates picados

3 zanahorias, en rodajas gruesas

1 cucharadita de albahaca seca

Albóndigas abundantes (ver arriba)

2 calabacines pequeños, en rodajas

50 g / 2 oz de guisantes congelados, descongelados

2 cucharadas de harina de maíz

50 ml / 2 fl oz de agua fría

sal y pimienta negra recién molida, al gusto

350 g / 12 oz de fideos o fettuccine, cocidos, tibios

Combine el caldo, los tomates, las zanahorias, la albahaca y las albóndigas en la olla de cocción lenta, asegurándose de que las albóndigas estén sumergidas. Tape y cocine a temperatura baja durante 6 a 8 horas, agregando los calabacines y los guisantes durante los últimos 20 minutos. Encienda el fuego a Alto y cocine por 10 minutos. Agregue la harina de maíz y el agua combinados, revolviendo durante 2-3 minutos. Sazone al gusto con sal y pimienta. Sirva sobre fideos.

Estofado de albóndigas a la italiana

Una deliciosa opción al estilo mediterráneo.

Para 6

250 ml / 8 fl oz de caldo de res

2 latas de 400 g / 14 oz de tomates picados

3 zanahorias, en rodajas gruesas

100 g / 4 oz de champiñones pequeños, cortados por la mitad

1 cucharadita de condimento de hierbas italianas secas

Albóndigas de pavo (ver más abajo)

2 calabacines pequeños, en rodajas

50 g / 2 oz de guisantes congelados, descongelados

2 cucharadas de harina de maíz

50 ml / 2 fl oz de agua fría

sal y pimienta negra recién molida, al gusto

350 g / 12 oz de fideos o fettuccine, cocidos, tibios

Combine el caldo, los tomates, las zanahorias, los champiñones, el condimento de hierbas y las albóndigas en la olla de cocción lenta, asegurándose de que las albóndigas estén sumergidas. Tape y cocine a temperatura baja durante 6 a 8 horas, agregando los calabacines y los guisantes durante los últimos 20 minutos. Encienda el fuego a Alto y cocine por 10 minutos. Agregue la harina de maíz y el agua combinados, revolviendo durante 2-3 minutos. Sazone al gusto con sal y pimienta. Sirva sobre fideos.

Albóndigas De Pavo

La carne picada de pavo es sabrosa y económica.

Rinde 18 albóndigas

350 g / 12 oz de pavo picado

1 huevo pequeño

1 cucharada de pan rallado seco sazonado

1 diente de ajo machacado

2 cucharaditas de condimento de hierbas italianas secas

sal y pimienta negra recién molida, al gusto

Combine todos los ingredientes en un bol. Forma 18 albóndigas con la mezcla.

Sopa de albóndigas de pollo

Las Albóndigas de Pollo se pueden preparar con anticipación, tapadas y refrigeradas, varias horas antes de hacer la sopa.

Para 8 porciones

2,25 litros / 4 pintas de caldo de pollo
2 cebollas picadas
1 zanahoria grande, en rodajas gruesas
1 calabacín, en rodajas gruesas
Albóndigas de pollo (ver más abajo)
sal y pimienta negra recién molida, al gusto

Combine todos los ingredientes, excepto la sal y la pimienta, en la olla de cocción lenta, asegurándose de que las albóndigas estén sumergidas. Tape y cocine a temperatura baja durante 6 a 8 horas. Sazone al gusto con sal y pimienta.

Albóndigas de pollo

Albóndigas ligeras y sabrosas para agregar a sopas o para picar.

Rinde 24 albóndigas

450 g / 1 libra de pechuga de pollo picada

40 g / 1½ oz de pan rallado integral fresco

15 g / ½ oz de queso parmesano recién rallado

1 huevo pequeño

1 diente de ajo machacado

1 cucharadita de condimento de hierbas italianas secas

Combine todos los ingredientes en un bol. Forma 24 albóndigas con la mezcla.

Sopa de albóndigas de jardín

Una sopa sabrosa y abundante.

Para 8 porciones

2,25 litros / 4 pintas de caldo de res

2 cebollas picadas

1 zanahoria grande, en rodajas gruesas

1 calabacín, en rodajas gruesas

100 g / 4 oz de repollo en rodajas

400 g / 14 oz lata de frijoles, escurridos y enjuagados

400 g / 14 oz de tomates en lata

Albóndigas de carne picada (ver más abajo)

sal y pimienta negra recién molida, al gusto

Combine todos los ingredientes, excepto la sal y la pimienta, en la olla de cocción lenta, asegurándose de que las albóndigas estén sumergidas. Tape y cocine a temperatura baja durante 6 a 8 horas. Sazone al gusto con sal y pimienta.

Albóndigas De Carne Picada

Mini albóndigas de ternera para darle un toque italiano a tu sopa.

Rinde 24 albóndigas

450 g / 1 libra de carne picada

40 g / 1½ oz de pan rallado integral fresco

15 g / ½ oz de queso parmesano recién rallado

1 huevo pequeño

1 diente de ajo machacado

1 cucharadita de condimento de hierbas italianas secas

sal y pimienta negra recién molida, al gusto

Combine todos los ingredientes en un bol. Forma 24 albóndigas con la mezcla.

Sopa casera de pavo y verduras

Aquí está la sopa perfecta para alimentar a una multitud de manera económica, usando alitas de pavo, frijoles cannellini y vegetales de buen sabor.

Para 12 personas

1,6 litros / 2¾ pintas de caldo de pollo

750 ml / 1¼ pintas de agua

1,75 kg / 4 lb de alitas de pavo

4 cebollas, picadas en trozos grandes

¼ de cucharadita de mejorana seca

¼ de cucharadita de tomillo seco

400 g / 14 oz lata de tomates picados

400 g / 14 oz lata de frijoles cannellini, escurridos y enjuagados

150 g / 5 oz de nabo o nabo, picado

1 rama de apio grande, picada

100 g / 4 oz de repollo, picado

1 zanahoria grande, picada

250 g / 9 oz de maíz dulce

50 g / 2 oz de cebada perlada

25 g / 1 oz de ditalini crudo

sal y pimienta negra recién molida, al gusto

Combine el caldo, el agua, el pavo, las cebollas y las hierbas en una olla de cocción lenta de 5.5 litros / 9½ pinta. Cubra y cocine a

temperatura alta durante 4 a 5 horas. Retire las alas de pavo.
Retirar y desmenuzar la carne y reservar. Deseche los huesos.
Quita la grasa de la sopa. Agregue los ingredientes restantes,
excepto la pasta, la sal y la pimienta, a la olla de cocción lenta. Tape
y cocine a temperatura alta durante 3 a 4 horas, agregando el pavo
y la pasta reservados durante los últimos 20 minutos. Sazone al
gusto con sal y pimienta.

Sopa de fideos Turquía

Use un poco de ese pavo navideño sobrante para hacer una sopa sustanciosa con verduras y fideos.

Para 6

2,4 litros / 4¼ pintas Caldo de pavo o caldo de pollo

1 zanahoria grande, picada

1 rama de apio grande, picada

2 cebollas picadas

75 g / 3 oz de champiñones, en rodajas

3 dientes de ajo grandes, triturados

¾ cucharadita de mejorana seca

¾ cucharadita de tomillo seco

100 g / 4 oz de fideos de huevo, cocidos

550 g / 1¼ lb de pavo cocido, cortado en cubitos

100 g / 4 oz de guisantes congelados, descongelados

sal y pimienta negra recién molida, al gusto

Combine todos los ingredientes, excepto los fideos, el pavo, los guisantes, la sal y la pimienta, en una olla de cocción lenta de 5.5 litros / 9½ pinta. Tape y cocine a temperatura baja durante 6 a 8 horas, agregando los fideos, el pavo y los guisantes durante los últimos 15 minutos. Sazone al gusto con sal y pimienta.

Sopa de pavo y arroz salvaje

Puede variar las hierbas y verduras de acuerdo con lo que esté disponible.

Para 6

2,4 litros / 4¼ pintas Caldo de pavo o caldo de pollo

1 zanahoria grande, picada

1 rama de apio grande, picada

150 g / 5 oz de nabo o chirivía, en cubos

2 cebollas picadas

75 g / 3 oz de champiñones, en rodajas

3 dientes de ajo grandes, triturados

¾ cucharadita de mejorana seca

¾ cucharadita de tomillo seco

550 g / 1¼ lb de pavo cocido, cortado en cubitos

225 g / 8 oz de arroz salvaje cocido

sal y pimienta negra recién molida, al gusto

Combine todos los ingredientes, excepto el pavo, el arroz, la sal y la pimienta, en la olla de cocción lenta. Tape y cocine a temperatura baja durante 6 a 8 horas, agregando el pavo y el arroz durante los últimos 20 minutos. Sazone al gusto con sal y pimienta.

Sopa de Pavo con Estragón

Esta sopa espesa con mostaza es una excelente comida de un solo plato.

Para 4 personas

1 litro / 1¾ pintas de caldo de pollo
450 g / 1 libra de filete de pechuga de pavo sin piel, en cubos (2 cm / ¾ in)
2 papas grandes, peladas y en cubos
2 cebollas, picadas en trozos grandes
1 rama de apio, en rodajas finas
1 zanahoria pequeña, en rodajas finas
1 cucharada de estragón seco
1–1½ cucharada de mostaza de Dijon
sal y pimienta negra recién molida, al gusto

Combine todos los ingredientes, excepto la sal y la pimienta, en la olla de cocción lenta. Tape y cocine a temperatura baja durante 8 a 12 horas. Sazone al gusto con sal y pimienta.

Sopa de ternera con vino tinto

El sabor robusto de esta sopa recuerda a la clásica carne de Borgoña.

Para 6

1 litro / 1¾ pintas de caldo de res

450 g / 1 lb de carne magra para guisar, en cubos

175 g / 6 oz de tocino, cortado en cubitos

225 g / 8 oz de salsa de tomate preparada

120 ml / 4 fl oz de vino tinto seco

700 g / 1½ lb de papas cerosas, peladas y cortadas en cubos

2 cebollas picadas

75 g / 3 oz de champiñones, en rodajas

1 zanahoria en rodajas

1 rama de apio, en rodajas

1 diente de ajo machacado

1½ cucharadita de tomillo seco

2 hojas de laurel

sal y pimienta negra recién molida

Combine todos los ingredientes, excepto la sal y la pimienta, en una olla de cocción lenta de 5.5 litros / 9½ pinta. Tape y cocine a temperatura baja durante 6 a 8 horas. Desecha las hojas de laurel. Sazone al gusto con sal y pimienta.

Sopa de frijoles ahumados y espinacas

El tocino ahumado le da un sabor sutil a esta sopa. Puedes usar tu propia salsa de tomate casera si lo prefieres.

Para 6

1,5 litros / 2½ pintas de caldo de pollo

400 g / 14 oz de salsa de tomate preparada

400 g / 14 oz lata de frijoles cannellini, enjuagados y escurridos

175 g / 6 oz de tocino ahumado, en rodajas finas

1 diente de ajo machacado

1 cucharada de condimento de hierbas italianas secas

275 g / 10 oz de espinacas picadas congeladas, descongeladas y escurridas

50 g / 2 oz de orzo crudo

sal y pimienta negra recién molida

Combine todos los ingredientes, excepto la espinaca, el orzo, la sal y la pimienta, en la olla de cocción lenta. Tape y cocine a temperatura baja durante 6 a 8 horas, agregando las espinacas y el orzo durante los últimos 20 minutos. Sazone al gusto con sal y pimienta.

Sopa de frijoles con carne

Shin de carne le da sabor a esta sopa de frijoles. Puede sustituir 450 g / 1 libra de carne magra en cubos por la espinilla de carne para convertirla en un guiso, si lo desea.

Para 8 porciones

2,25 litros / 4 pintas de agua

450 g / 1 libra de espinilla de ternera

2 latas de 400 g / 14 oz de frijoles, escurridos y enjuagados

400 g / 14 oz de tomates en lata

2 zanahorias en rodajas

2 cebollas en rodajas

150 g / 5 oz nabos, cortados en cubitos

150 g / 5 oz de frijoles franceses, cortados en trozos cortos

1 rama de apio picado

1 cucharadita de orégano seco

1 cucharadita de tomillo seco

1 hoja de laurel

sal y pimienta negra recién molida, al gusto

Combine todos los ingredientes, excepto la sal y la pimienta, en una olla de cocción lenta de 5.5 litros / 9½ pinta. Tape y cocine a temperatura baja durante 6 a 8 horas. Retire la carne. Triturar la carne y volver a la sopa. Desecha la hoja de laurel. Sazone al gusto con sal y pimienta.

Sopa de alubias con jamón

Los frijoles se pueden cocinar en la olla de cocción lenta sin remojar, siempre que la receta se cocine durante 8 a 10 horas. Para un tiempo de cocción más corto, remoje los frijoles durante la noche.

Para 6

1,5 litros / 2½ pintas de caldo de pollo

225 g / 8 oz de judías verdes secas o frijoles cannellini, enjuagados

250 g / 9 oz de jamón ahumado magro, en cubos

1 cebolla picada

2 zanahorias pequeñas picadas

1 rama de apio picado

1 diente de ajo machacado

¼ de cucharadita de tomillo seco

1 hoja de laurel

sal y pimienta negra recién molida, al gusto

Combine todos los ingredientes, excepto la sal y la pimienta, en la olla de cocción lenta. Tape y cocine a fuego lento hasta que los frijoles estén tiernos, de 8 a 10 horas. Desecha la hoja de laurel. Sazone al gusto con sal y pimienta.

Sopa de frijoles de día laborable

Esta sopa económica requiere muy poco corte, por lo que es útil para adaptarse a un horario de trabajo ajetreado. Las hierbas secas y las especias le dan mucho sabor.

Para 6

1,5 litros / 2½ pintas de caldo de res

175 g / 6 oz de frijoles pintos secos

175 g / 6 oz de frijoles cannellini secos, enjuagados

½ pimiento rojo o verde, finamente picado

1 cebolla en rodajas

1 rama de apio, en rodajas

1 hoja de laurel

2 cucharadas de azúcar

1-2 cucharaditas de chile en polvo

¼ de cucharadita de tomillo seco

¼ de cucharadita de mostaza seca en polvo

¼ de cucharadita de pimienta gorda molida

¼ de cucharadita de pimienta negra recién molida

225 g / 8 oz de puré de tomate

1 cucharada de vinagre de sidra

sal y pimienta negra recién molida, al gusto

Combine todos los ingredientes, excepto el puré de tomate, el vinagre, la sal y la pimienta, en la olla de cocción lenta. Tape y cocine a fuego lento hasta que los frijoles estén tiernos, de 8 a 10 horas, agregando el puré de tomate y el vinagre durante los últimos 30 minutos. Desecha la hoja de laurel. Sazone al gusto con sal y pimienta.

Sopa de carne con cebada

Esta abundante sopa que se pega a las costillas es aún mejor si se prepara con un día de anticipación, cuando los sabores pueden madurar y mezclarse aún más.

Para 8 porciones

500 ml / 17 fl oz de agua

400 ml / 14 fl oz de caldo de res

400 g / 14 oz lata de tomates picados

450 g / 1 lb de carne magra para guisar, en cubos

150 g / 5 oz de frijoles franceses, cortados en trozos cortos

175 g / 6 oz de chirivías o patatas, peladas y cortadas en cubos

2 cebollas picadas

1 rama de apio grande, picada

1 zanahoria grande, picada

1 diente de ajo machacado

½ cucharadita de mejorana seca

½ cucharadita de tomillo seco

1 hoja de laurel

50 g / 2 oz de cebada perlada

50 g / 2 oz de guisantes congelados, descongelados

sal y pimienta negra recién molida, al gusto

Combine todos los ingredientes, excepto los guisantes, la sal y la pimienta, en una olla de cocción lenta de 5.5 litros / 9½ pinta. Tape y cocine a temperatura baja durante 6 a 8 horas, agregando los guisantes durante los últimos 20 minutos. Desecha la hoja de laurel. Sazone al gusto con sal y pimienta.

Sopa de Carne, Verduras y Cebada

Densa y abundante, esta sopa atraerá especialmente a la familia en un día frío de invierno.

Para 6

350 g / 12 oz de carne picada

aceite, para engrasar

1,5 litros / 2½ pintas Caldo de carne fragante

400 g / 14 oz de tomates en lata

175 g / 6 oz de repollo, rallado en trozos grandes

175 g / 6 oz de papa, pelada y en cubos

2 cebollas picadas

1 rama de apio, en rodajas

1 zanahoria en rodajas

2 dientes de ajo grandes, triturados

1 cucharadita de tomillo seco

1 cucharadita de albahaca seca

1 cucharadita de chile en polvo

1 cucharadita de pimentón

½ cucharadita de mostaza seca en polvo

2 hojas de laurel

50 g / 2 oz de cebada perlada

sal y pimienta negra recién molida, al gusto

Cocine la carne en una sartén ligeramente engrasada a fuego medio hasta que se dore, unos 5 minutos, desmenuzando con un tenedor. Combine la carne y los ingredientes restantes, excepto la sal y la pimienta, en una olla de cocción lenta de 5.5 litros / 9½ pinta. Tape y cocine a temperatura baja durante 6 a 8 horas. Desecha las hojas de laurel. Sazone al gusto con sal y pimienta.

Sopa de pimiento verde rellena

Esta sabrosa sopa tiene el sabor de pimientos verdes rellenos al horno.

Para 6

450 g / 1 lb de carne magra picada, dorada y desmenuzada

1 litro / 1¾ pintas de jugo de tomate

2 latas de 400 g / 14 oz de tomates picados

2 cebollas medianas, picadas

2 pimientos verdes picados

150 g / 5 oz de arroz de grano largo fácil de cocinar

sal y pimienta negra recién molida, al gusto

Combine todos los ingredientes, excepto el arroz, la sal y la pimienta, en la olla de cocción lenta. Tape y cocine a temperatura baja durante 6 a 8 horas, agregando el arroz durante las últimas 2 horas. Sazone al gusto con sal y pimienta.

Sopa de gulash de hamburguesa

Esta es una excelente sopa de plato principal, con un rico sabor a pimentón, tomate, hierbas y salsa Worcestershire.

Para 6

350–450 g / 12–16 oz de carne de res magra picada

aceite, para engrasar

750 ml / 1¼ pintas de caldo de res

225 g / 8 oz de tomates enlatados

500 g / 18 oz de papas, peladas y en cubos

1 cebolla picada

½ pimiento rojo o verde grande, picado

3 cucharadas de pimentón

¾ cucharadita de chile en polvo

¾ cucharadita de ajo en polvo

½ cucharadita de semillas de alcaravea

½ cucharadita de tomillo seco

1 cucharada de salsa Worcestershire

50 ml / 2 fl oz de salsa de tomate

sal y pimienta negra recién molida, al gusto

Cocine la carne en una sartén grande ligeramente engrasada a fuego medio hasta que se dore, aproximadamente 5 minutos, desmenuzando con un tenedor. Agregue la carne y los ingredientes restantes, excepto la sal y la pimienta, a la olla de cocción lenta.

Tape y cocine a temperatura baja durante 6 a 8 horas. Sazone al gusto con sal y pimienta.

Sopa de Hamburguesas y Verduras

Agregue ingredientes de hamburguesa a una sopa de verduras y cebada en salsa de tomate y luego agregue saborizantes agridulces para un éxito definitivo en la familia.

Para 4 a 6 porciones

350 g / 12 oz de carne magra picada

1 cebolla grande, finamente picada

2 dientes de ajo grandes, triturados

aceite, para engrasar

1,2 litros / 2 pintas de caldo de res

400 g / 14 oz de salsa de tomate preparada

175 g / 6 oz de papa, pelada y cortada en cubitos

1 zanahoria grande, en rodajas finas

175 g / 6 oz de maíz dulce

150 g / 5 oz de frijoles de mantequilla enlatados

1½ palitos de apio, en rodajas

2 cucharadas de cebada perlada

2 cucharadas de azúcar morena clara

2 cucharadas de vinagre de sidra de manzana

¾ cucharadita de mostaza seca en polvo

¾ cucharadita de tomillo seco

1 hoja de laurel grande

sal y pimienta negra recién molida, al gusto

Cocine la carne, la cebolla y el ajo en el aceite en una sartén grande ligeramente engrasada a fuego medio hasta que la carne esté dorada, aproximadamente 5 minutos, desmenuzando la carne con un tenedor. Combine la mezcla de carne y los ingredientes restantes, excepto la sal y la pimienta, en una olla de cocción lenta de 5.5 litros / 9½ pinta. Tape y cocine a temperatura baja durante 6 a 8 horas. Desecha la hoja de laurel. Sazone al gusto con sal y pimienta.

Lightning Source UK Ltd.
Milton Keynes UK
UKHW020636100621
385271UK00011B/710